Conseils aux Familles

—

Rhume et Bronchites

Traitement

Par le Dr Hector GRASSET

Licencié ès-sciences physiques

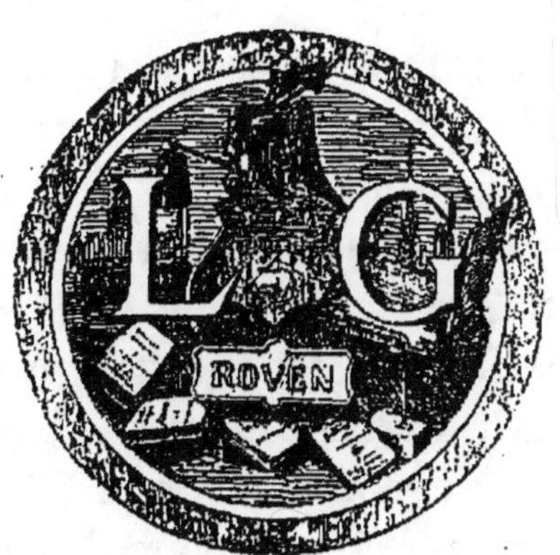

Rouen

Léon GY, Imprimeur-Éditeur

rue des Basnage, 5

—

1908

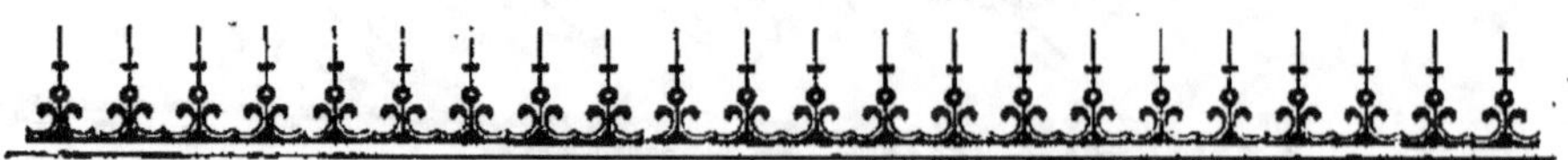

Rhume et Bronchites.

—

INTRODUCTION

Si vous ouvrez un traité de médecine, vous n'y trouverez pas une description du *rhume*, maladie non définie ni classée, car c'est un simple état inflammatoire des voies respiratoires supérieures, englobé sous diverses dénominations, mais connu du public sous cette rubrique. Je suis d'avis de conserver cette dénomination qui peut caractériser un stade clinique comme le faisaient nos pères ; ce nom, issu d'une racine grecque qui signifie *couler* (laquelle a aussi donné naissance au mot rhumatisme), résulte d'une observation journalière et d'une erreur d'interprétation.

Les anciens croyaient que le coryza, vulgairement appelé rhume de cerveau, était produit par des humeurs descendant de la tête et se portant sur la poitrine pour donner lieu aux catarrhes ; ils croyaient une origine analogue aux fluxions rhumatismales ; comme il est fréquent, chez les arthritiques surtout, de voir la toux, les bronchites et les diverses inflammations de la poitrine suivre le coryza, il n'en fallait pas plus pour créer des déductions et des analogies.

Le *rhume* est la succession des phénomènes qui vont du coryza jusqu'à la bronchite, non comprise ; mais, pour bien saisir la question, il est nécessaire de se rendre un

4

compte exact de la connexion et du rôle des organes respiratoires.

Les voies respiratoires naturelles, passage de l'air extérieur vers le poumon pour la revivification du sang, commencent au nez; elles se continuent par l'arrière-nez, partie supérieure de l'arrière-bouche ou *pharynx* (rhino-pharynx), lequel s'aperçoit derrière le voile du palais et la luette lorsque la bouche est ouverte. A la partie inférieure et antérieure du pharynx, au-dessous de l'attache de la langue, s'ouvre un conduit cartilagineux, la *trachée* (surmontée du *larynx* portant les organes de la voix), qui descend à la partie antérieure du cou et pénètre dans la poitrine (thorax) pour se diviser en deux tuyaux cartilagineux, les *bronches* (droite et gauche), lesquelles se subdivisent successivement en canaux de plus en plus fins (bronchioles) jusqu'au tissu du poumon, où elles se terminent en espèces de culs de sac ou dilatations ampullaires réduites à l'épaisseur d'une très mince membrane. Sur cette pellicule des ampoules se ramifient les vaisseaux minuscules (capillaires) du poumon, de sorte que le sang peut échanger facilement son acide carbonique contre l'oxygène de l'air et passer de l'état de sang noir impur à l'état de sang rouge vivifié. C'est une des fonctions les plus importantes de l'économie. L'air est expiré en repassant des vésicules pulmonaires aux bronchioles, puis aux bronches, à la trachée, au pharynx et est rejeté par le nez.

Un point important est celui-ci : La bouche n'est point faite pour la respiration, mais simplement pour recevoir et préparer les aliments. On ne doit point respirer par la bouche et certains animaux ne le peuvent : une simple occlusion des naseaux des chevaux suffit à couper leur souffle et les mater, bien que la bouche fût grandement ouverte. L'inspiration la bouche ouverte, fait entrer l'air brusquement et trop rapidement dans la trachée et les bronches avec toutes ses impuretés, sa sécheresse ou son humidité, son refroidissement; de plus, cette entrée vive produit un mouvement réflexe qui limite le mouvement d'inspiration (aspiration) et accélère celui d'expiration (rejet au dehors); il en résulte que le poumon prend moins d'extension qu'il ne le devrait et que l'air reste moins longtemps à son contact, par suite l'action chimique respiratoire est écourtée. Au contraire, le nez, pertuis étroit, anfractueux, sinueux, doublé d'une muqueuse où les vaissaux sont abondamment répandus, protégé par un réseau de poils spéciaux ou *vibrisses*, retient les poussières, chauffe l'air qui arrive à son contact, lui procure de l'humidité s'il est trop sec ou lui fait déposer son brouillard s'il est trop humide et ne laisse pénétrer dans les bronches qu'un gaz purifié et à la température du corps. De plus, l'introduction se faisant graduellement, l'inspiration est plus lente, plus profonde, et le poumon prend de l'expansion dans toutes ses parties et surtout dans celles du sommet qui, d'habitude, sont le lieu d'élection des tubercules, par suite de leur fonctionnement restreint. L'expiration est aussi plus lente et le poumon reste plus longtemps dilaté.

Si vous ne savez pas respirer uniquement par le nez, apprenez à le faire; ayez soin de tenir les conduits nasaux nets, libres et perméables. L'origine des nombreuses affections pulmonaires n'est souvent autre qu'une malformation ou une obstruction nasale. Dans les cas où il y a obstacle à la respiration nasale (coryza, polype, etc.), i est évident qu'on peut employer la bouche à l'inspiration, mais avec précaution : il faut aspirer l'air à travers de petits étuis contenant des perles ou papiers poreux imprégnés de camphre, d'eucalyptol, de menthol, etc.

L'inflammation des voies respiratoires supérieures peut se localiser dans les différentes parties de l'arbre aérien, passer de l'une à l'autre par suite de leur voisinage ou de leurs connexions intimes, les envahir toutes, etc. L'irritation localisée aux voies nasales donne la *rhinite* ou *coryza* (rhume de cerveau); si elle gagne un peu plus, c'est la *rhino-pharyngite*.

Quelquefois c'est le larynx (*laryngite*) qui est atteint d'emblée et qui propage l'affection à la trachée (*trachéite*); le rhume simple du public est généralement constitué par la *trachéo-laryngite* ou *laryngo-trachéite*. Si nous passons à un degré plus avancé, les bronches sont atteintes; s'il n'y a que les deux grosses bronches, et si l'affection est légère, le public l'appelle *gros rhume de poitrine*; les gens disent que le rhume leur est tombé sur la poitrine; c'est une phase qu'il ne faut point négliger. Dans la grippe ou influenza, toutes ces parties se prennent en même temps, et beaucoup de grippes légères passent inaperçues sous le nom de rhumes, de même qu'inversement, souvent des rhumes simples sont faussement qualifiés de grippes. La distinction est impossible à faire en certaines époques d'épidémie.

L'extension du processus inflammatoire aux bronches et bronchioles donne lieu aux *bronchites* sérieuses qu'il faut traiter énergiquement, surtout si les dernières ramifications sont atteintes et provoquent la *bronchite capillaire*, affection extrêmement grave.

Depuis un certain nombre d'années, sous l'engouement des doctrines microbiennes, on était arrivé à négliger tout ce qui avait été fait de bien dans la médecine du XIXe siècle;

on ne considérait plus que les microbes comme causes des accidents inflammatoires; les questions de tempéraments des malades, les influences des agents extérieurs ne comptaient plus et étaient reléguées comme des fables; la médecine était devenue simpliste, à la portée des intelligences les plus obtuses, peu difficile à étudier sans fatigue cérébrale. Quels piteux médecins que ceux de cette génération qui faisait fi de l'expérience de ses pères! Heureusement, depuis quelques années, on est venu à des idées plus saines; on s'est aperçu que l'étude d'un malade n'est pas si aisée et qu'il faut apporter beaucoup d'attention à son tempérament, à sa constitution personnelle. Soigner un malade ne consiste pas essentiellement à porter un diagnostic et appliquer une formule, mais surtout à chercher son équation particulière; sans la juste conception des tempéraments, il est impossible de réussir dans le traitement des états chroniques et difficile d'empêcher les fautes permettant le passage de l'état aigu à l'état chronique chez beaucoup de sujets.

Etudier les conditions qui favorisent l'éclosion des rhumes, leur fréquente répétition, leur durée, c'est envisager les divers tempéraments ou terrains suivant une expression pédantesque de mode.

Les constitutions humaines propres à favoriser l'éclosion des maladies de l'appareil respiratoire, et en particulier des rhumes et des bronchites, sont généralement des legs héréditaires, mais elles peuvent être acquises ou modifiées par le régime et le genre de vie. Ces susceptibilités ou faiblesses fonctionnelles spéciales dérivent de perturbations dans les évolutions nutritives de nos organes, troubles qui donnent un cachet tout particulier aux individus, leur imprimant un aspect propre et une réac-

8

tion caractéristique vis-à-vis des actions morbides. On leur donne encore les noms de *diathèses* (constitutionnelles ou acquises) et on les range sous trois grandes classes : *arthritisme, lymphatisme, nervosisme;* les deux premières peuvent se combiner souvent avec la troisième ; le *neuro-arthritisme,* par exemple, est très répandu. L'hérédité nerveuse donne surtout un caractère spécial, spasmodique, nous ne nous en occuperons pas particulièrement, réservant nos soins aux tempéraments lymphatiques et arthritiques qui dominent l'étude des bronchites.

On a dit que le lymphatisme était plus rare que l'arthritisme et spécial aux jeunes sujets; je crois, pour ma part, qu'il est aussi fréquent et que, d'un autre côté, chez les enfants, ledit état lymphatique s'élimine souvent par l'étude des antécédents héréditaires; nombre de ces pseudo-lymphatiques deviennent franchement arthritiques plus tard. Ce sont des considérations extrêmement importantes pour la direction hygiéno-médicale à faire suivre, sur lesquelles on n'insiste généralement pas assez.

La notion de l'*arthritisme* ne découle pas non plus d'une formule absolue, mais d'un examen attentif du sujet, aidé d'une grande expérience clinique. En général, ce tempérament résulte d'une désassimilation incomplète, d'une mauvaise utilisation des éléments nutritifs, d'échanges intimes anormaux; c'est une sorte d'encrassement de l'organisme par des déchets ou une abondance de matériaux, par insuffisance d'élimination. Il en résulte des dégénérescences d'organes, des dépôts divers dans les tissus, une excitabilité nerveuse réflexe très accentuée, etc. L'obésité, le diabète, la goutte, la gravelle, l'artério-sclérose, diverses affections cutanées (eczémas, psoriasis, acnés, etc.) sont des manifestations arthritiques sœurs.

L'asthme, l'emphysème, les catarrhes spasmodiques forment une autre famille où peuvent rentrer diverses névralgies. Enfin, les fluxions rhumatismales, articulaires ou viscérales représentent le mode le plus actif et le plus aigu. L'arthritisme est le plus fréquemment héréditaire, bien que quelquefois les enfants révèlent leur diathèse avant les parents ; mais il peut être acquis par le genre de vie.

Le *lymphatisme*, en quelque sorte l'antagonisme de l'arthritisme, est le résultat d'une insuffisante assimilation, d'une nutrition chétive des tissus qui amène une diminution de leur vitalité ; c'est une sorte de déchéance organique avec tendance à la dégénérescence des organes, facilité des engorgements ganglionnaires, diffusion aisée des liquides organiques. Les sujets lymphatiques ont des exsudations ou des expectorations faciles et tenaces, des suppurations interminables pour le moindre bobo, etc. Ce sont des terrains propices au développement de la tuberculose. La *scrofule*, que l'on a rayée à tort du cadre pathologique pour la mettre dans la tuberculose, est un état intermédiaire entre ces deux sus-nommés, mais avec un cachet particulier, n'évoluant pas toujours vers la tuberculisation, semblant quelquefois vacciner l'individu contre celle-ci. Le lymphatisme est un produit d'hérédité directe ou, au contraire, indirect, c'est-à-dire que des parents de différents tempéraments ou affaiblis, trop miséreux, trop disproportionnés par l'âge peuvent donner des enfants lymphatiques ; c'est une sorte de misère physiologique ; des enfants de parents indifférents peuvent devenir lymphatiques par suite de mauvaises conditions hygiéniques de l'enfance ou de l'adolescence.

L'arthritisme et le lymphatisme, dans leurs modalités

extrêmes, sont deux diathèses opposées, mais il se présente des cas où l'opposition est moins nette, et entre le manque de désassimilation et le manque d'assimilation, on peut trouver tous les intermédiaires; quelquefois on passe de l'un à l'autre. Dans ces cas extrêmement délicats et qui méritent toute l'attention du médecin, le traitement a une grande influence pour la raison suivante : si un individu est sujet à des rhumes ou bronchites à répétition, il importe, suivant les phénomènes antécédents, de diriger sa diathèse dans un sens ou dans un autre, l'arthritisme n'engendrant que des bronchites chroniques à longue échéance, tandis que le lymphathisme peut conduire à la tuberculose pulmonaire; c'est dans ces cas limités qu'on peut guérir une tuberculose au début, en la poussant vers la diathèse arthritique par un traitement convenable, par une hypernutrition, tandis qu'on guérira un pseudo-phtisique arthritique en lui donnant un régime actif augmentant la désassimilation. C'est une question de tact clinique.

Il est des individus qui n'ont pour tout héritage de leurs procréateurs qu'une *faiblesse spéciale organique*, localisée sur l'appareil respiratoire, de sorte qu'au moindre froid, au plus petit écart de régime, ils se mettent à tousser par rhume ou bronchite. Chez d'autres, c'est une conformation vicieuse du thorax, un rétrécissement de la poitrine, une déviation de la colonne vertébrale, qui donnent la moindre résistance. Pour quelques-uns, ce sont des rétrécissements des orifices nasaux, des déviations des cloisons nasales, des rhinites oblitérantes, des polypes naso-pharingiens, des végétations adénoïdes, qui favorisent l'éclosion des rhumes et des bronchites, soit par propagation directe d'une inflammation fréquente, soit par réflexe indirect.

Enfin, toutes les affections antérieures de l'appareil broncho-pulmonaire prédisposent aux rhumes et aux bronchites, et la répétition est d'autant plus facile que le nombre des rechutes s'accentue. L'alcoolisme, le paludisme, les *troubles gastro-intestinaux* sont des causes de prédispositions très importantes, surtout pour ces derniers dont j'ai, en plusieurs publications, démontré les relations avec les bronchites tenaces des enfants.

Chez tous les individus prédisposés d'une façon ou d'une autre énumérées ci-dessus, il y a des *causes déterminantes* qui provoquent les rhumes et les bronchites.

Parmi les causes *directes*, nous signalerons les abus de paroles et de chant (laryngites des orateurs et chanteurs), les grands efforts respiratoires, les inhalations de poussières diverses, minérales, végétales, animales (ces dernières sont les plus dangereuses), les inhalations de gaz ou vapeurs irritants ou toxiques, la respiration ample par la bouche d'un air froid et humide, de brouillard, etc.

Indirectement, nous indiquerons l'action réflexe du froid agissant sur un point quelconque du corps, principalement à la tête (surtout après la coupe ras des cheveux) ; le froid aux pieds, etc. Les variations de la pression barométrique, de l'état électro-magnétique de l'atmosphère, de l'état hygrométrique et d'autres phénomènes cosmiques encore imparfaitement étudiés ou inconnus, suffisent quelquefois à déterminer les rhumes et bronchites ou simplement à y prédisposer ou aggraver.

Il y a des bronchites *secondaires*, dont nous ne vous entretiendrons pas, qui se montrent dans différentes maladies infectieuses : la fièvre typhoïde, les infections intestinales, les maladies du cœur ou des vaisseaux, les maladies du rein, l'albuminurie, etc., et surtout dans la grippe, la rougeole, etc. On les soigne en même temps que la maladie principale.

CHAPITRE Ier

Le Coryza ou Rhume de Cerveau.

Cette affection, très fréquente et commune, débute généralement d'une façon brusque, par une sensation de chaleur ou sécheresse de la muqueuse du nez, puis de picotements déterminant une série répétée de violents éternuements. Aussitôt il découle des narines un liquide clair, transparent, abondant, en même temps que se déclare un état fiévreux accompagné de maux de tête ou névralgies, d'insomnies, etc. La secrétion nasale âcre détermine l'excoriation et l'inflammation des parties voisines, rougeur et brûlure des bords des narines, lèvres, etc. Chez les enfants qui reniflent et avalent ce liquide irritant, il se produit une rhino-pharyngite notable, et il s'y mêle souvent de la diarrhée et des vomissements. C'est à cette période que certains coryzas semblent contagieux dans l'intimité. Le goût et l'odorat sont abolis.

Au bout d'un ou plusieurs jours, suivant les individus et l'intensité du mal, le liquide secrété devient trouble, blanchâtre, épais, visqueux, coulant difficilement et obstruant les fosses nasales, ce qui force à respirer par la bouche ; il a un goût fade et une odeur analogue. Dans certains cas, la secrétion est franchement muco-purulente, jaune-verdâtre, à odeur forte et caractéristique. Cet état dure plusieurs jours, se prolonge suivant les tempéraments, puis tout s'apaise peu à peu et rentre dans l'ordre, à moins qu'il ne succède un gros rhume de poitrine ou une bronchite.

Le *traitement* du coryza aigu est des plus difficiles, en ce sens que l'affection est tenace et résiste à tous les remèdes. Le mal suit tous ses stades, le médecin peut seulement les régulariser et empêcher la prolongation. Tous les traitements abortifs du début sont aléatoires; les inspirations de vapeurs ammoniaco-phéniquées, les inhalations de teinture d'iode, les badigeonnages divers de la muqueuse, les reniflements d'eau de Cologne restent généralement sans succès. Les bonnes femmes de la campagne recommandent de suiffer extérieurement le nez et les lèvres, et de graisser intérieurement les narines avec de la chandelle; si ce n'est pas un remède, l'opération a pour effet de protéger ces parties contre l'écoulement âcre et d'éviter leur irritation. Il est plus propre de remplacer la chandelle par la vaseline ou la lanoline boriquée.

Il est bon, au début du coryza, de garder la chambre plusieurs jours, de prendre des bains de pieds sinapisés, de faire des inhalations de la façon ci-dessous : on fait bouillir de l'eau dans une casserole, et lorsqu'elle bout, on retire celle-ci du feu, on verse dedans une cuillerée à soupe du liquide suivant : (eucalyptol, 1 à 5 grammes; menthol, 1 gramme; alcool à 90°, 100 grammes); on respire les vapeurs par le nez en se préservant les yeux, tant que le liquide reste bien chaud; il faut répéter cette opération plusieurs fois dans la journée, de préférence à jeun.

Il faut se tenir les pieds bien chauds, ne jamais se coucher sur le dos, car la propagation à l'arrière-nez serait fatale, provoquerait de la rhino-pharyngite intense. Dans l'arrière-nez s'ouvrent des orifices appelés trompes d'Eustache, qui conduisent à l'oreille moyenne ; ils peuvent s'enflammer dans les rhino-pharyngites et amener des maux d'oreille graves qui entraînent la suppuration, la surdité, etc., accompagnés de maux de tête violents, bourdonnements d'oreilles, vertiges, etc. Donc, pour éviter les rhino-pharyngites, couchez-vous sur le ventre afin que le liquide sorte des narines et n'aille pas irriter l'arrière-gorge ; surtout ne reniflez pas. Le sulfate d'atropine, au quart ou au demi-milligramme, a pour effet de diminuer un peu la sécrétion et d'abréger le coryza.

Quelques auteurs font badigeonner la muqueuse avec des solutions cocaïnées, des huiles mentholées, des vaselines cocaïnées et mentholées, etc. D'autres donnent à priser des poudres inertes, comme le talc, le tannin, le café torréfié ou des antiseptiques : l'acide borique, le salicylate de bismuth, le dermatol, etc. Pour les poudres, il faut aspirer profondément. J'ordonne quelquefois un mélange de biborate de soude, camphre et bicarbonate de soude, à priser plusieurs fois dans la journée ; sur le moment, on a une sensation désagréable, mais on est bientôt récompensé de ses peines.

Chez les enfants, les badigeonnages des narines sont de toute nécessité, mais il faut éviter les préparations cocaïnées. On procède de la manière suivante : on prend un brin de bois, de la grosseur d'une allumette, on tortillonne à une extrémité un peu d'ouate hydrophile de manière à faire un petit tampon facile à introduire par l'orifice nasal, on l'enduit de vaseline boriquée légèrement mentholée, et on le pousse dans le nez, non en montant, mai horizontalement, comme si l'on voulait gagner la bouche par le nez ; on fait un léger mouvement de va et vient, et on retire le tout avec douceur.

Il est toujours nécessaire de purger légèrement un enfant après un coryza, pour éviter les troubles digestifs et calmer la diarrhée ; donner aussi un peu d'eau minérale alcaline, pour neutraliser le muco-pus avalé.

Chez les adultes, on peut combattre les maux de tête par les sudations, par l'antipyrine, la phénacétine ou tout autre antinévralgique.

Le Coryza chronique succède ordinairement à un coryza aigu, mais il s'installe fréquemment d'une manière insidieuse, surtout chez les enfants lymphatiques ou strumeux, chez ceux qui ont des végétations adénoïdes. Il tient aussi souvent à un état général ou local spécial. Il est caractérisé par une sécrétion muco-purulente plus ou moins abondante, jaune ou jaune-verdâtre, d'odeur fade ou quelquefois repoussante ; il y a congestion et hypertrophie de la muqueuse, difficulté de bien se moucher, entrave à la respiration.

Cette affection peut amener de graves inconvénients, et le traitement doit en être poursuivi avec assiduité. Nous n'y insisterons pas, car il varie avec chaque individu ; grandes irrigations, cautérisations, électrolyse, etc. C'est surtout le traitement général qui a de l'importance et varie avec chaque tempérament, nécessitant un grand doigté médical.

CHAPITRE II
Pharyngites et Laryngites.

Les Pharyngites aiguës sont des affections qui ne se montrent guère seules ; elles sont toujours associées soit à une rhinite, soit aux angines, soit aux laryngites, mais plutôt aux angines. Leurs phénomènes propres sont donc difficiles à corroborer ; ce sont des sensations de sécheresse dans l'arrière-gorge, avec douleur au passage des aliments, une sensation de gêne lorsqu'on fait des mouvements de déglutition ; si la pharyngite siège bien bas, il y a même douleur à la pression au niveau du larynx. A l'examen direct, soit avec un abaisse-langue, soit avec un miroir laryngé qui permet une exploration plus complète, on voit une muqueuse rouge, sèche, à aspect luisant. La durée des pharyngites aiguës simples rentrant dans les rhumes, qui sont les seules dont nous nous occupons, durent de quelques jours à une ou deux semaines.

Le *traitement* consiste à faire des lavages fréquents de la bouche et des gargarismes répétés.

Gargarisme. { Hydrolat de menthe. 150 grammes. { Eau boriquée à 3 o/o. 150 —

Kürt (de Vienne) a montré que l'on avait un réel succès par le suçage continu (nuit et jour) de sucre candi, la sécrétion salivaire balayant les détritus morbides et réalisant le nettoyage (1). Les gargarismes émollients à l'eau de guimauve boriquée, avec des décoctions de pavot, etc., sont à recommander dans les phases aiguës, mais on doit porter la chaleur de 36 à 38 degrés centigrades. En même temps on fait agir les bains de pieds très chauds à l'eau salée ou les pédiluves tièdes sinapisés.

Chez les enfants qui ne savent pas se gargariser, ou même chez certains adultes, on remplace le gargarisme par la douche ou l'irrigation pharyngée, facile à réaliser et pas désagréable. Le patient ayant la bouche

(1) On peut sucer de temps en temps des pastilles ou dragées à base de menthol, cocaïne ou borate de soude.

largement ouverte au-dessus d'une cuvette, on prend un appareil pouvant donner un jet assez fort (irrigateur, bock à douche vaginale, seringue, etc.), et on arrose le pharynx par jets intermittents et successifs du liquide du gargarisme (solution boriquée, eau tiède légèrement salée, etc.); entre les projections liquides, le patient renvoie tout dans la cuvette. Il en résulte non seulement le lavage et l'antiseptie de l'arrière-cavité, mais un soulagement très marqué et facilement accepté par les enfants.

Les PHARYNGITES CHRONIQUES sont de plusieurs espèces, et c'est là justement que le tempérament imprime son cachet. Elles succèdent généralement à des poussées successives de pharyngites aiguës. Chez les athritiques et les goutteux, on rencontre le plus souvent l'*angine* ou la *pharyngite granuleuse, glanduleuse;* elle est caractérisée par des granulations saillantes, plus ou moins volumineuses, arrondies, transparentes et tranchant sur la couleur de la muqueuse. Celle-ci est d'un rouge pâle plus ou moins vif, ou, au contraire, d'un gris ardoisé, mate; elle a un aspect chagriné. Dans le premier cas elle présente une vascularisation accentuée autour des granulations, des petits vaisseaux capillaires sanguins variqueux; elle est sèche ou recouverte d'un enduit visqueux, opalescent, tenace.

La pharyngite est surtout entretenue par les excès de parole ou de chant, l'abus des aliments trop chauds ou trop froids, l'usage des mets épicés, et principalement par le vin, l'alcool, le tabac, les liqueurs. C'est dire que, pour l'éviter, chez les sujets prédisposés, il faudra une rigueur de régime assez grande.

Parmi les symptômes de cette affection, il faut signaler

une sensation d'âpreté, de sécheresse dans la gorge, quelquefois de cuisson, des chatouillements ou picotements ; il semble à certains malades qu'une partie du pharynx est solidifiée et, dans les mouvements de déglutition, embroche les parties environnantes en produisant une douleur spéciale ; d'autres, ont la sensation d'une plume, d'un fil, d'un cheveu qui leur exciterait des nausées. De là des reniflements pharyngiens, des renâclements, des mouvements de déglutition exagérés (reniflements gutturaux). C'est par de pénibles efforts que le patient ramène des crachats épais, visqueux, gluants, ressemblant à de l'amidon cuit, d'une saveur sucrée, salée ou amère, suivant les individus ; d'autres fois les crachats sont plus opaques, ambrés, muco-purulents ; souvent, sous l'influence des râclements, il y a quelques stries de sang par suite de la rupture de petits capillaires superficiels, ce qui inquiète encore plus les personnes.

Le matin en se levant, la parole ou le chant sont rauques, criards ou discordants, plus ou moins nasonnés, mais au fur et à mesure de l'action vocale, dans la journée, après des alternatives d'altération et de normalité intermittentes, le timbre redevient à peu près naturel. Un repos prolongé de l'organe de la phonation ramène la raucité momentanée, et cependant ce repos est nécessaire à la guérison.

Il faut soigner rigoureusement cette affection qui, outre l'inconvénient local et l'altération de la voix, peut donner une propagation du côté de la trompe d'Eustache et gagner l'oreille interne ; de là des otites plus ou moins chroniques amenant des troubles de l'audition et pouvant compromettre l'intégrité de l'ouïe.

Le *traitement* est à la fois général et local. Localement,

il consiste en douches du pharynx, en pulvérisations, se complique de cautérisations diverses des granulations par un médecin expérimenté. Les irrigations et pulvérisations d'eaux minérales tièdes se font avec des eaux sulfureuses dans les cas de sécrétion muco-purulente abondante, et avec des eaux bicarbonatées alcalines quand la sécrétion est minime.

Dans cette forme de pharyngite arthritique, il faut modifier la diathèse, avant tout, par des bains tièdes fréquents, des frictions et des massages cutanés exécutés quotidiennement, une nourriture plus végétale qu'animale, l'exercice au grand air, l'électricité (courants de haute fréquence et électricité statique), entretien de la liberté du ventre, etc. Les eaux minérales alcalines bicarbonatées, les préparations de sels de lithine, surtout du benzoate, les anti-uriques, etc., sont d'emploi courant. Pour ceux qui en ont les moyens, une saison dans une station thermale, bien déterminée suivant les cas et les tempéraments, donne de brillants résultats.

La *pharyngite chronique* des lymphatiques, strumeux, scrofuleux, etc., revêt des allures différentes et un traitement particulier. C'est une hypertrophie plus ou moins accentuée des follicules lymphatiques de la muqueuse, état qui est représenté au maximum dans les végétations adénoïdes du pharynx. Dans les cas où la muqueuse n'est pas altérée au point d'amener de véritables tumeurs, mais de simples tuméfactions minimes et multiples (cas réalisé par l'angine scrofuleuse), la distinction est assez facile à faire avec la pharyngite granuleuse, car la muqueuse est moins sèche et presque toujours recouverte d'un enduit muco-purulent, et les phénomènes locaux sont moins pénibles et moins intenses.

Il est souvent facile, dans ces cas, d'apercevoir, en abaissant la base de la langue, une colonne de muco-pus, jaune-verdâtre ou gris-jaunâtre tapissant la paroi postérieure du pharynx.

Le traitement s'adresse surtout à l'état général, à la diathèse lymphatique. Douches froides et frictions, bains tièdes salés, air pur et sec l'hiver, et bains de mer l'été. On administrera l'huile de foie de morue à haute dose, les iodo-tanniques, l'arsenic, etc., suivant les cas. De même les eaux sulfureuses ou chlorurées sodiques seront préconisées dans les stations thermales après étude minutieuse des sujets. La direction d'un médecin est indispensable.

Les LARYNGITES AIGUES SIMPLES sont souvent en connexion avec les inflammations voisines; lorsqu'elles sont seules au début, elles amènent rapidement une inflammation de la trachée (*trachéite*). Elles se caractérisent par la toux, d'abord sèche, pénible, douloureuse, à caractère quinteux, spasmodique, déterminée par un picotement local. Dans les cas graves, la toux est sifflante. La déglutition est souvent douloureuse, le passage des aliments provoque encore la quinte. La voix est enrouée, discordante; ce n'est plus le timbre plus ou moins nasonné de la pharyngite, mais un timbre de caractère spécial allant à la raucité; la toux même donne une espèce d'aboiement (toux de chien, pour le public), ou quelquefois de cri de coq (caractère plutôt spécial à la coqueluche, mais se rencontrant dans les laryngites simples chez quelques enfants nerveux).

Les crachats, nuls au début (période de sécheresse), sont ensuite petits, globuleux, grisâtres, tenant à la muqueuse et se détachant difficilement; puis, plus tard, ils sont plus glaireux et, enfin, deviennent du muco-pus jaunâtre.

Il existe souvent, au début, une fièvre légère, du manque d'appétit, une langue sale, de la constipation. En général, l'affection dure une huitaine de jours, mais peut se prolonger deux à trois semaines et plus.

Le *traitement*, tout au début, consistera à faire transpirer le malade dans un lit bien chaud, avec une tisane confectionnée avec deux grammes de feuilles de jaborandi (pour deux bols d'eau), et administrée bien chaude, sucrée avec du miel. Repos de la voix, suppression du tabac, de l'alcool, des liqueurs, des mets épicés. Entourer le cou de compresses d'eau chaude, faire bouillir continuellement de l'eau dans la chambre, procéder à des inhalations de vapeur d'eau dans laqüelle on mettra des feuilles d'eucalyptus. Potions calmantes, etc. Ne boire que des boissons tièdes, douces, mucilagineuses. Prendre des bains de pieds sinapisés.

Les LARYNGITES CHRONIQUES peuvent être simples, c'est-à-dire prolongation de laryngites aiguës, après disparition de douleur, fièvre et diminution de la toux ; il reste une voix enrouée, éraillée, discordante. Le plus souvent, les laryngites chroniques (à part la laryngite tuberculeuse) sont *granuleuses*, évoluant sur un terrain arthritique, ou *scrofuleuses*, installées sur un tempérament lymphatique. Nous retrouvons ici des modalités semblables à celles que nous avons étudiées pour les pharyngites, et auxquelles nous renvoyons ; le traitement subit les mêmes considérations.

La *laryngite granuleuse* est surtout l'apanage des orateurs et chanteurs, qui ont leurs timbres altérés par intermittences ; mal entretenu par la fatigue vocale et cette considération que, dans ces actes de phonation, la respiration est entièrement buccale.

La muqueuse turgescente, plus ou moins vascularisée, est sensible : il y a douleur à la déglutition, des picotements qui amènent une toux pénible, provoquant difficilement l'expulsion des crachats globuleux, colloïdes, perlés.

Ce ne sont plus des râclements ou des reniflements, mais des *hem* caractéristiques et répétés, qui impatientent le malade et son entourage, et qui produisent parfois de véritables suffocations. Le traitement local et général est parallèle à celui développé pour les pharyngites granuleuses ; nous y renvoyons.

CHAPITRE III
Trachéo-Bronchites aiguës.

La TRACHÉO-BRONCHITE, dans sa forme la plus bénigne, est ce qu'on appelle vulgairement le gros rhume de poitrine ; encore je crois qu'il conviendrait mieux de limiter le rhume à la trachéite. Le passage est si indécis entre le rhume et la bronchite, qu'on ne peut faire une division à part, et le diagnostic de la bronchite ne peut être fait que par le médecin à l'aide de l'auscultation et de la percussion du thorax. Elle s'installe soit après l'inflammation des voies respiratoires supérieures, soit d'emblée après un coup de froid général ou local.

Au début, la toux est sèche, quinteuse, fréquente et pénible ; elle provoque une douleur interne plus ou moins intense, comme si l'on arrachait la muqueuse. Il y a mal de tête, fièvre légère, pouls rapide ; l'appétit est nul, la langue est blanche et pâteuse, le malade est constipé, il a soif. Ces symptômes varient d'intensité, suivant les cas, depuis une fièvre presque nulle jusqu'à un état général très grave. Il y a insomnie provoquée à la fois par les quintes de toux et l'état général..

Puis, dans une deuxième phase, la toux devient persistante ; elle s'accompagne d'une certaine difficulté de respiration (dyspnée), de points douloureux sur différentes parties du thorax et surtout dans le dos et derrière le sternum. La toux est moins sèche, elle ramène péniblement des crachats muqueux, blancs, visqueux et filants, qui deviennent de plus en plus opaques. Dans les formes intenses, on entend parfois, sans auscultation, des ronflements et sifflements (râles) dans la poitrine, mais le plus souvent on n'a cette sensation qu'en appliquant l'oreille directement sur le thorax. L'état général continue à être mauvais et s'accentue souvent avec fièvre, sueurs, insomnie, mauvais état des voies digestives.

Enfin, dans une troisième période, au bout d'un temps variable, l'état général s'amende, la fièvre disparaît, la toux devient moins fréquente, plus facile, plus grasse (le rhume mûrit, disent les bonnes femmes) ; les crachats se détachent facilement, ils sont volumineux, opaques, allant du blanc grisâtre au jaune franc (crachats muco-purulents). A l'auscultation, on n'entend plus les sifflements et ronflements (sibilances) du début, mais de gros râles humides qui sont plus ou moins abondants et intenses. Il y a des crises de sueurs, l'appétit se rétablit petit à petit. Cet état dure de une à plusieurs semaines, suivant la température et les individus. Il y a quelquefois une crise de diarrhée terminale, surtout chez les enfants qui avalent leurs crachats.

Chez les enfants, il y a une forme de bronchite sans

24

grande réaction générale, qui est due à un mauvais fonctionnement du tube digestif, mais qui est très tenace. Je l'ai étudiée dans diverses publications, et elle est très importante à dépister, car on s'acharne alors sans succès à combattre une bronchite interminable, tandis qu'un bon nettoyage du tube intestinal suffit. On tourne dans un cercle vicieux, la bronchite engendre un état saburral des voies digestives, et celui-ci entraîne le catarrhe des voies respiratoires ; il ne faut pas tant s'attaquer à la bronchite qu'aux troubles gastro-intestinaux. Il est bon d'être prévenu de cette forme.

Le *traitement* varie avec les périodes. Au début, rester à la chambre, prendre abondamment des tisanes de fleurs pectorales, des quatre fleurs, de violettes, capillaires, pensées sauvages (10 grammes par litre), de lichen, de fruits pectoraux, etc., sucrées de préférence avec du miel. Sucer des pâtes pectorales de qualité supérieure (éviter les contrefaçons de gélatine), des pastilles, etc. S'il y a courbature, un punch, un grog chaud au citron ne sont pas nuisibles.

Ne prendre qu'une nourriture légère au début, bouillons, laitages, crêmes. Si le lait est pris comme boisson alimentaire, le couper d'eau minérale alcaline.

Dans le cas de rhume simple, bénin, sans fièvre, badigeonner alternativement tous les jours, en avant et en arrière, le thorax avec de la teinture d'iode d'excellente qualité, ou mettre du coton iodé. Eviter les thapsia, emplâtres et surtout le vésicatoire, qui est douloureux et ne sert à rien contre les bronchites ; il faut le réserver pour d'autres cas.

Si la bronchite est intense, on fait la révulsion en appliquant, matin et soir, pendant cinq à dix minutes, un sinapisme sur le milieu de la poitrine, ou entre les deux épaules, ou à l'endroit indiqué par l'auscultation, car la bronchite n'est pas toujours généralisée. On a ainsi l'avantage de ne pas léser la peau et de pouvoir recommencer. Pour obtenir un effet révulsif, amenant la rubéfaction de l'épiderme, il faut employer des sinapismes tenus au sec, et les tremper dans l'eau dégourdie immédiatement avant l'usage. Les enfants et les personnes nerveuses supportent mal le sinapisme; on le remplace par le cataplasme sinapisé tiède, qui agit non par sa chaleur, mais par l'effet de la farine de moutarde humide. (ne jamais faire bouillir la farine de moutarde, et ne jamais la mélanger à la bouillie de farine de lin que lorsque la température de celle-ci est redescendue vers 65 degrés centigrades ou au-dessous). Ne pas promener le cataplasme de place en place, mais le faire assez large pour répondre au cas donné et le laisser en place vingt bonnes minutes.

On combat la fièvre par un peu de quinine, de l'analgésine, etc. Les granules d'aconitine cristallisée au dixième de milligramme, en nombre réglé par le médecin, *avec prudence*, combattent efficacement les symptômes mieux que les teintures d'aconit, de belladone ou de jusquiame. Les enfants doivent garder le lit et, dans les cas sérieux, il est bon de leur envelopper les membres inférieurs d'ouate ordinaire, recouverte d'un tissu imperméable.

A la première période, les potions simplement calmantes, sirop de codéine, hydrolat de laurier-cerise, teintures d'alcaloïdes, bromures, bromoforme. etc., suivant les sujets. Eviter les balsamiques et expectorants. Un médicament que je prône avant tout, c'est la *mixture pulmothérapique Audistère* qui abrège la durée des rhumes et des bronchites, en agissant sur l'état général et l'expectoration (dose : 2 à 4 cuillerées à soupe par jour) ; avec elle la plupart des rhumes guérissent en moins d'une semaine.

Dans la seconde période, il faut faciliter l'expectoration par les sirops d'ipéca, le sirop Désessarts, les kermès, le benzoate de soude, etc. ; tout en continuant à combattre l'état général.

Quant la toux est devenu grasse, facile; que les crachats se détachent bien, on peut revenir à une alimentation plus forte. On administrera les balsamiques (baumes du Pérou et de Tolu), les térébenthinés, la terpine, la tisane de bourgeons de sapin, etc. Les enfants devront toujours être légèrement purgés à la suite d'une bronchite, pour l'évacuation des crachats qu'ils avalent.

Si la toux se prolonge, pour éviter le passage à l'état chronique, le traitement devient plus délicat, il faut s'attaquer surtout au tempérament. Les *arthritiques* auront besoin, outre les balsamiques, de l'administration des iodures alcalins, des arsénicaux, et surtout d'un régime rigoureux. Chez les *lymphatiques*, au contraire, on s'adressera surtout à la créosote, aux gaïacols et succédanés, à l'ichtyol, aux sulfogaïacolates, etc. Ils devront être fortifiés par des exercices variés, l'accoutumance au froid, l'hygiène de la peau, etc. Les changements de climats, indiqués par un médecin éclairé (éviter les erreurs en climatologie) et connaissant bien les stations climatériques ou thermales, sont des plus utiles, aussi bien aux arthritiques qu'aux lymphatiques, chacun suivant son tempérament et le cas particulier (V. plus loin, aux bronchites chroniques). Pour les lymphatiques, l'huile de foie de morue à haute dose, l'iodure d'arsenic, etc., sont les médicaments de choix.

Les Bronchites capillaires sont caractérisées par l'extension de l'inflammation aux plus petites divisions des bronches (bronchioles), par une fièvre intense, du délire, un abattement considérable, de la difficulté respiratoire (dyspnée), allant presque jusqu'à l'asphyxie ; les malades sont violacés, anxieux ; chez les enfants, les ailes du nez, froides et violettes, battent rapidement. A l'auscultation, la poitrine tout entière est couverte de râles extrêmement fins (catarrhe suffocant).

Ce sont des affections *extrêmement graves*, qui peuvent venir soit d'emblée ou à la suite de bronchites simples (surtout négligées), chez les enfants peu résistants, mais qui sont surtout des complications terribles d'affections telles que la grippe, la rougeole, la coqueluche, etc.

Traitement. — Il faut éviter les narcotiques et les calmants de la toux, car celle-ci est salutaire pour désencombrer les bronches, et souvent les complications de ce genre, dans la coqueluche, n'ont pas d'autre cause que l'abus de ces drogues stupéfiantes.

Agir rapidement en enveloppant les jambes d'ouate saupoudrée de farine de moutarde et recouverte de taffetas gommé (bottes sinapisées) ; appliquer sur le thorax de ventouses sèches, ou même scarifiées. Les grands succès dans les bronchites capillaires toxiques ou adynamiques, sont dus à l'hydrothérapie, soit chaude, soit froide ; ponr ma part j'ai eu plus de résultats avec l'eau froide qu'avec l'autre.

L'hydrothérapie froide s'emploie sous forme de bains froids (de 20 à 28 degrés), d'une durée d'autant plus rapide que l'eau est plus froide, ou bien d'enveloppements humides à l'eau froide. Le mieux est de faire des lotions rapides avec une grosse éponge imbibée d'eau froide, ou en versant un broc d'eau sur le corps, ne pas essuyer le patient, mais l'envelopper dans des couvertures de laine et le remettre au lit, avec une bouillote aux pieds, et lui faire prendre une tasse de café noir chaud sucré ; cette manipulation est répétée toutes les deux ou trois heures suivant l'intensité de la fièvre et du délire. J'ai guéri rapidement deux de mes enfants atteints de bronchite capillaire au milieu de la rougeole, par ce traitement.

D'autres auteurs donnent des bains à 38 degrés, de dix minutes de durée, répétés toutes les trois heures. On peut les remplacer par un corset humide préparé de la façon suivante : On prend une grande serviette qu'on imbibe d'eau chaude et qu'on exprime légèrement, on en entoure toute la poitrine du malade, et on recouvre d'une large bande de taffetas gommé, pour obturer hermétiquement ; opérer rapidement. On enroule autour une forte épaisseur d'ouate ordinaire qu'on maintient avec une autre serviette et des épingles de nourrice. Renouveler toutes les trois heures.

Le traitement médicamenteux se borne à un peu de quinine, à des potions stimulantes à la caféine, à l'éther, à l'acétate d'ammoniaque. Le principal est de maintenir les forces ; c'est d'ailleurs l'affaire du médecin d'agir suivant les cas. Il faut souvent en venir aux injections sous-cutanées d'éther et de caféine, surtout si les suffocations et les syncopes sont imminentes. La bronchite capillaire est une des plus grandes causes de mortalité des enfants.

Les enfants n'expectorant pas facilement, il est utile, au début surtout, quand les forces sont encore présentes, de faire vomir les malades, surtout avec le sirop d'ipéca ; donner de cinq en cinq minutes jusqu'à effet vomitif *complet*, par cuillerées à café, le mélange ci-dessous :

> Sirop d'ipéca........ 5o grammes.
> Poudre d'ipéca......   o gr. 5o.

Mais il ne faudra pas manquer de prudence, de crainte de déprimer le patient. On peut aussi soulager la dyspnée ou l'asphyxie par des inhalations d'oxygène, mais quand on en arrive à ce dernier remède, la vie est bien compromise.

CHAPITRE IV.

Bronchites chroniques.

Les Bronchites chroniques succèdent généralement aux bronchites aiguës, ou à une suite de rechutes. Elles s'installent de préférence sur de mauvais terrains organiques, surtout chez les vieillards et les enfants.

Elles sont fréquentes chez les lymphatiques, chez les sujets issus de parents arthritiques et nerveux. Elles sont des plus communes chez les vieillards, anciens rhumatisants et goutteux, chez les artério-scléreux, chez ceux qui ont des congestions chroniques des viscères ou une mauvaise circulation, chez les emphysémateux et asthmatiques purs.

Au moindre froid humide par les temps de brouillards, lorsque la température varie brusquement (surtout aux changements de saisons), lorsque les orages sont fréquents et que le baromètre oscille avec rapidité, on voit les prédisposés recommencer les phases aiguës de de leur bronchite chronique. Des vapeurs irritantes, des poussières, la fumée de tabac, une atmosphère trop confinée, activent les causes occasionnelles.

Dans la bronchite chronique, la muqueuse n'est pas enflammée momentanément, elle est compromise dans sa vitalité; les tissus des bronches se détruisent ou s'enkylosent, s'atrophient souvent; il se forme des dilatations, des destructions partielles, et les portions saines du poumon se restreignent petit à petit; l'organe est compromis dans sa fonction physiologique, il y a une mauvaise circulation sanguine qui amène des efforts de la part du cœur et le surmène. Une fois le cœur compromis, c'est une cause prédisposante nouvelle aux bronchites, et l'on tourne dans un cercle vicieux. Le bronchitique chronique meurt ou par faiblesse du cœur (asystolie), ou à la suite d'un catarrhe suffocant, véritable bronchite capillaire; quelquefois il arrive au catarrhe putride ou à la gangrène du poumon, mais c'est plus rare.

Dans la forme *commune*, le malade a une toux plus ou moins continue, surtout plus active et fréquente, le matin au lever et le soir au coucher, puis après les repas. Au début de la journée, il expectore de gros crachats jaunâtres, jaunes-verdâtres, plus ou moins épais et abondants; dans la journée ils sont plus clairs et plus fluides. Il n'y a pas de douleur, à peine une simple gêne, mais le malade s'essouffle facilement; le moindre effort détermine une crise de toux, et pendant les quintes, il suffoque aisément, se congestionne, devient violacé.

La fièvre n'existe pas, l'estomac fonctionne souvent bien, tout au moins dans les débuts; il y a souvent de l'embonpoint, l'état général paraît bon. La maladie est d'abord discontinue, elle cesse aux beaux jours, puis les périodes d'exacerbation augmentent de durée, l'expectoration devient plus abondante, et le malade emphysémateux (asthmatique, dit le vulgaire) n'a presque plus de repos. Alors, petit à petit, il se déprime, maigrit, se cachectise. La durée est essentiellement variable, et les périodes vont de quelques années à des dizaines.

Il y a une variété qu'on nomme *catarrhe sec* (de Laënnec), qui se rapproche de l'asthme, et est surtout fréquent chez les personnes âgées, arthritiques, nerveuses. Elle revêt un caractère congestif. La toux fréquente, quinteuse, se traduit en des accès périodiques, pour n'aboutir qu'à l'expectoration de petits globules muqueux, semi-transparents, perlés, très tenaces. Elle se complique souvent d'emphysème et arrive ensuite à la forme catarrhale commune, mais avec des allures paroxystiques.

Le *catarrhe purulent* est surtout fréquent chez les enfants et les lymphatiques ; il est souvent confondu avec la tuberculose pulmonaire chronique, dont il se distingue cependant par les allures. La sécrétion est très abondante, la toux facile et l'expectoration se fait sans efforts.

La *bronchorrée séreuse* (catarrhe muqueux de Laënnec) est une forme rare, presque spéciale aux héréditaires neuro-arthritiques ; elle alterne souvent avec des éruptions cutanées. Un eczéma, un psoriasis, ayant trop vite cédé à un énergique traitement externe, peuvent l'engendrer. Aussi la méthode de choix, pour les affections cutanées des arthritiques, doit-elle être cherchée dans les modificateurs généraux lents, les médications thermominérales et l'électricité. Cette affection est caractérisée par une toux quinteuse, incessante, avec oppression médiocre, mais faisant rendre continuellement un liquide comme du blanc d'œuf, mousseux, aéré, ne renfermant cependant pas d'albumine en proportion notable.

Dans les cas de *dilatation des bronches*, il se forme de véritables poches de muco-pus, et à certains changements de position, il y a un vomissement (comme si un abcès venait à crever) au milieu de quintes de toux ; c'est une sorte de petite vomique.

Le *traitement* des bronchites chroniques doit être à la fois général et local.

Pendant les crises aiguës, le malade doit être confiné à la chambre, avec un air fréquemment renouvelé, mais en maintenant la température à peu près constante. Aux premières sorties il doit éviter les brouillards, les froids humides, et se tenir les pieds bien chauds.

Les balsamiques doux, la térébenthine, la terpine, le baume du Pérou, l'eucalyptol, etc., en potions, élixirs, cachets, seront alternés. On pourra faire des inhalations ou des pulvérisations d'eaux sulfureuses minérales (Enghien, Labassère, Eaux-Bonnes, Challes), dans les cas d'expectorations fortes, ou d'eaux chlorurées sodiques alcalines (Royat, source Eugénie) dans les cas muqueux ; dans ces derniers cas, les iodures sont de choix, ainsi que les alcalins et les arsénicaux. Chez les lymphatiques, les créosotes, gaïacols, etc., sont mieux indiqués, ainsi que l'huile de foie de morue, le tannin, les phosphates, etc. Dans les cas d'expectoration putride, on emploie l'hyposulfite de soude en potion, le soufre en pastilles, etc., les inhalations d'essences (eucalyptol, créosote, avec un peu de menthol).

Le kermès, l'ipéca, les iodures, le polygala, sont mis en usage dans les expectorations difficiles, contre les crachats gommeux et visqueux ; ce qui réussit bien surtout, dans ces cas, c'est la mixture pulmothérapique Audistère.

Dans les crises de dyspnée, on applique les sinapismes, les ventouses sèches sur le thorax, on fait respirer de l'éther (on en donne aussi en sirop), des nitrites d'amyle, de l'iodure d'éthyle, de l'oxygène, etc. ; ou bien on fait fumer des cigarettes de datura et belladone, respirer les vapeurs des poudres anti-asthmatiques brûlées, etc. Si le cœur faiblit, la caféine, la digitale, le strophantus, sont indiqués suivant les cas. Le ventre doit toujours être tenu libre.

Le traitement général consiste souvent en un changement de climat ; il faut choisir l'hiver une résidence au soleil, dans un climat doux, privé de brouillards, abrité des vents dominants (bords de la Méditerranée, Corse, Algérie, Egypte, etc.), l'été, des stations de demi-altitude en Auvergne ou en Savoie. Il faut toujours éviter l'air frais du matin et du soir. Soins et hygiène de la peau. Endurcissement du corps.

Les enfants *lymphatiques* iront aux bains de mer, à la Bourboule, aux eaux chlorurées sodiques fortes (Brides, Balaruc, Salins, Bourbonne) ; les *scrofuleux*, les *catarrheux*, iront soit à Saint-Honoré, soit à la Bourboule. Les *arthritiques mous*, à forte secrétion, iront aux eaux sulfureuses, ou bien les personnes âgées mais encore fortes, soit à Challes, Allevard, soit à Cauterets ou aux Eaux-Bonnes.

Contre les secrétions fortes et odorantes on peut préconiser les inhalations de vapeurs térébenthinées, créosotées, eucalyptolées, ayant été ozonisées ou ayant subi l'influence de courants électriques de haute tension. J'ai obtenu de bons résultats par cette méthode.

Les *arthritiques* à secrétion moyenne, ou non purulente, s'ils sont forts et vigoureux, feront une station au Mont-Dore; s'ils sont affaiblis, ils iront à Royat.

Les bains de vapeur sèche et les bains thermo-résineux sont aussi à recommander ; mais on ne les trouve guère répandus en France.

Dr HECTOR GRASSET,

27 *bis*, rue Stanislas-Girardin, Rouen.

FIN

TABLE DES MATIÈRES

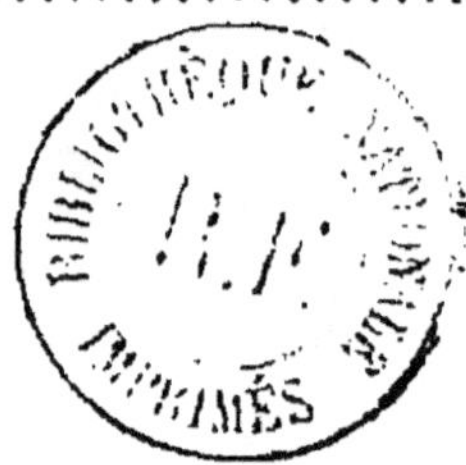